Dr Shaik Mobeen

Diagnóstico de doenças orais potencialmente malignas

Dr Shaik Mobeen

Diagnóstico de doenças orais potencialmente malignas

Transiluminador Microlux na deteção de leucoplasia oral

ScienciaScripts

Imprint
Any brand names and product names mentioned in this book are subject to trademark, brand or patent protection and are trademarks or registered trademarks of their respective holders. The use of brand names, product names, common names, trade names, product descriptions etc. even without a particular marking in this work is in no way to be construed to mean that such names may be regarded as unrestricted in respect of trademark and brand protection legislation and could thus be used by anyone.

Cover image: www.ingimage.com

This book is a translation from the original published under ISBN 978-620-7-80737-6.

Publisher:
Sciencia Scripts
is a trademark of
Dodo Books Indian Ocean Ltd. and OmniScriptum S.R.L publishing group

120 High Road, East Finchley, London, N2 9ED, United Kingdom
Str. Armeneasca 28/1, office 1, Chisinau MD-2012, Republic of Moldova, Europe
Printed at: see last page
ISBN: 978-620-7-79311-2

Índice

Introdução

A mucosa oral é o revestimento húmido da cavidade oral que está em continuação com a superfície exterior da pele numa extremidade e do esófago na outra extremidade. Protege contra as forças de compressão e de corte mecânico. Fornece uma barreira a microrganismos, toxinas e vários antigénios. Tem um papel na defesa imunológica, tanto humoral como mediada por células. A mucosa é ricamente inervada, fornecendo informações para o tato, a propiorrecepção, a dor e o paladar. A cor da mucosa normal é de rosa escuro (avermelhado) a rosa coral, sendo mais evidente nos lábios. Os factores que influenciam a cor da mucosa incluem a concentração e a dilatação dos vasos sanguíneos no tecido conjuntivo subjacente, o grau de queratinização, a concentração e o estado de dilatação dos vasos sanguíneos, a espessura do epitélio, a quantidade de pigmento melanina[1] . As alterações orais provocadas pelo consumo de tabaco vão desde alterações inofensivas dos tecidos moles até ao cancro oral que pode ser fatal. A melanose é o aumento da pigmentação ou escurecimento dos tecidos devido à irritação provocada pelo fumo do tabaco. Normalmente, esta pigmentação ocorre na gengiva dos dentes anteriores maxilares e mandibulares. A quantidade de pigmentação aumenta com o maior consumo de tabaco e é mais comum em mulheres[1] . O tecido volta à cor normal entre seis a trinta e seis meses após deixar de fumar. Existem provas suficientes de que o tabaco contribui para a doença periodontal e que a continuação do consumo de tabaco resulta numa resposta reduzida ao tratamento periodontal. Existe uma maior quantidade de perda óssea nos indivíduos que fumam. O palato duro parece branco em vez de cor-de-rosa, e encontram-se numerosas pequenas áreas elevadas com centros vermelhos em todo o palato. Estas áreas vermelhas são glândulas salivares menores irritadas, cujas aberturas dos ductos estão inflamadas em resposta ao calor dos produtos do tabaco. Existe um risco acrescido de cancro das amígdalas, da parte posterior da boca e dos pulmões nos indivíduos que desenvolvem estomatite nicotínica devido ao consumo de tabaco. O consumo de tabaco sem combustão produz uma alteração específica na zona da boca onde é mantido. A zona aparece mais esbranquiçada e enrugada do que a parte normal e saudável. Este grau de alteração dos tecidos depende diretamente do tipo de tabaco sem combustão[2] . A lesão pré-cancerosa é definida como um tecido morfologicamente alterado, no qual é mais provável a ocorrência de cancro do que na sua contraparte aparentemente normal. A pré-condição é um estado generalizado do corpo que está associado a um aumento significativo do risco de cancro. Alguns cancros orais iniciam-se como uma lesão denovo, enquanto outros são precedidos por lesões e condições pré-malignas orais. Várias lesões pré-malignas têm potencial para se tornarem malignas. O termo lesões e condições pré-malignas (pré -preliminares e malignas - cancerosas) foi cunhado pelo médico romeno Victor Babes em 1875. As diferentes lesões pré-malignas são a leucoplasia, a eritroplasia, o carcinoma in situ, a doença de Bowens, a queratose actínica, a quelite e a disqueratose congénita. Os diferentes tipos de condições pré-malignas são a fibrose submucosa oral, o líquen plano oral, a glossite sifilítica, a disfagia sideropénica, a disqueratose congénita[3] . A leucoplasia é definida pela OMS como uma mancha ou placa branca que não pode ser raspada e também caracterizada clínica ou patologicamente como qualquer outra doença.

A frequência da leucoplasia é altamente variável entre áreas geográficas e grupos demográficos. A prevalência em geral varia de 2,2 a mais de 5%[3] . A prevalência da leucoplasia aumenta para 8% nos homens com mais de 70 anos e a prevalência nas mulheres com mais de 70 anos é de aproximadamente 2%.[3] A utilização de tabaco sob a forma de cigarros de fábrica, beedi, charutos e cheroots e de tabaco em pó em cachimbos ou enrolado em cigarros feitos à mão são os principais agentes etiológicos da leucoplasia. Foram identificados mais de 300 carcinogéneos no fumo do tabaco ou nos seus componentes hidrossolúveis que podem ser lixiviados para a saliva. Entre eles, os principais e mais estudados incluem os hidrocarbonetos aromáticos, o benzopireno e as nitrosaminas específicas do tabaco, a nitrosonornicotina (NNN), a nitrosopirrolidina (NYPR), a nitroso dimetilamina (NDMA) e a 4(metil nitrosamina)1-(piridil)1-butanona (NNK). O benzopireno é um poderoso carcinogéneo e encontra-se em quantidades de 20-40 mg por cigarro. As principais fumaças de um cigarro contêm 30 mg de NNN e 150 mg de NNK. Estes agentes actuam localmente nos queratinócitos e nas células estaminais e são absorvidos e actuam em muitos outros tecidos do corpo. Outros factores etiológicos incluem o consumo de álcool, certas infecções virais e a presença de candidíase[3] . Clinicamente, a leucoplasia é mais frequente em indivíduos de meia-idade e mais velhos. A distribuição por sexo também é variável. Os homens são mais afectados nalguns países, embora tal não aconteça nos países ocidentais: menos de 1% dos homens com menos de 30 anos têm leucoplasia. O rácio entre homens e mulheres é de 3:1. Pode ser solitário ou múltiplo. Pode aparecer em qualquer sítio da cavidade oral, sendo os sítios mais comuns a mucosa bucal, a mucosa alveolar, o pavimento da boca, o bordo lateral da língua, os lábios e o palato. Os locais orais mais afectados são, de longe, as comissuras e a mucosa bucal, seguindo-se o lábio, o rebordo alveolar, a língua, o pavimento da boca e a mucosa vestibular. A leucoplasia inicial ou fina aparece como uma placa branca acinzentada ligeiramente elevada que pode ser bem definida ou pode misturar-se gradualmente com a mucosa normal circundante. À medida que a lesão progride, pode tornar-se mais espessa e mais branca, por vezes desenvolvendo um aspeto de couro com fissuras na superfície.[3] Classicamente, são reconhecidas duas formas clínicas de leucoplasia. Homogénea e Não-homogénea.[3] A homogénea é definida como uma lesão predominantemente branca de aspeto uniforme, plana e fina, que pode apresentar fissuras superficiais e que tem uma superfície lisa, enrugada ou ondulada. Este tipo é normalmente assintomático. A leucoplasia não homogénea foi definida como uma lesão predominantemente branca ou branco-avermelhada (eritro leucoplasia) que pode ser irregularmente plana, nodular (leucoplasia salpicada) ou exofítica ou verrucosa. Os médicos podem melhorar a taxa de sobrevivência dos doentes se uma lesão cancerosa for detectada numa fase precoce. Os recentes avanços na deteção do cancro oral conduziram ao desenvolvimento de ferramentas de diagnóstico potencialmente úteis a nível clínico e molecular para a deteção precoce de lesões e condições pré-cancerosas. A norma de ouro continua a ser a biopsia de tecidos com avaliação histológica. As ferramentas de diagnóstico clínico mais recentes para a deteção precoce do cancro oral incluem o cloreto de tolónio, kits de biópsia por escovagem oral, diagnósticos salivares e sistemas de imagiologia ótica[4] . O adjuvante mais avaliado para a deteção de lesões é o azul de toluidina, um corante acidófilo metacromático. A displasia em lesões pré-malignas contém muito mais ADN e ARN do que o epitélio normal devido à proliferação celular ativa. Assim, a utilização da coloração in vivo por meio do azul de toluidina baseia-se no facto de este corar seletivamente os componentes ácidos dos tecidos, como o ADN e o ARN. As lesões orais coradas com azul de toluidina mostraram uma perda consistente de informação genética cromossómica, denominada perda de heterozigotia. Recentemente, foi comercializado um outro dispositivo que partilha os princípios básicos do ViziLite, mas que consiste num iluminador trans de díodos emissores de luz (LED) alimentado por bateria com um guia de luz autoclavável que produz luz difusa. O Microlux utiliza o branqueamento induzido por ácido acético das lesões orais, seguido de uma iluminação difusa de luz azul-branca da cavidade oral[4] . De acordo com o fabricante, o Microlux é utilizado para ajudar a localizar tecido oral anormal e é recomendado para utilização em conjunto com um exame visual e tátil tradicional por um dentista ou prestador de cuidados de saúde para aumentar a identificação, avaliação e monitorização de anomalias da mucosa oral encontradas nos tecidos moles do ambiente oral. Após o enxaguamento com a solução de ácido acético, o fabricante afirma que as células irregulares adquirem uma tonalidade esbranquiçada que contrasta com os tecidos circundantes, tornando-as mais evidentes para o examinador. O presente estudo ajuda a estudar a exatidão diagnóstica do azul de toluidina e do Microlux após a aplicação do azul de toluidina em doentes diagnosticados com leucoplasia.

Finalidade e objectivos

OBJECTIVO:

Identificar a precisão diagnóstica do azul de toluidina e do iluminador trans micro lux na deteção de leucoplasia oral.

OBJECTIVOS:

1. Avaliar a fiabilidade do cloreto de toluonio (azul de toluidina) e do transiluminador de microlux na deteção de leucoplasia oral
2. Avaliar se o cloreto de tolónio e o iluminador trans de microlux podem ser utilizados como agente de rastreio numa base regular para um diagnóstico preciso da leucoplasia oral. Identificar as alterações na mucosa oral em doentes diagnosticados com leucoplasia.

Revisão da literatura

O azul de toluidina é um corante acidófilo do grupo das tiazinas que cora seletivamente os componentes ácidos dos tecidos (carboxilatos, sulfatos e radicais fosfato), como o ADN e o ARN. É solúvel em água (até 3,5%) e em álcool (até 0,5%)[5]. Há cerca de 50 anos, foi utilizado pela primeira vez como agente anti-heparina em certos tipos de perturbações hemorrágicas. O nome comum "azul de toluidina" passou a simbolizar um produto que é uma mistura de corantes, dos quais o composto azul de toluidina é um constituinte menor[5] . Na análise da Zila Biotech de lotes disponíveis no mercado do chamado azul de toluidina, sete em cada dez amostras continham 90 a 98% de impurezas; ou seja, menos de 10% era efetivamente azul de toluidina[5] . Além disso, algumas das impurezas eram potencialmente tóxicas. A variabilidade da consistência dos produtos disponíveis no mercado, associada à variabilidade dos protocolos de aplicação utilizados, pode explicar a gama de resultados de sensibilidade e especificidade registados nas últimas décadas de investigação sobre a deteção do cancro com azul de toluidina. O rótulo cloreto de tolónio destina-se, na verdade, a designar o composto único azul de toluidina, com um nível de pureza consistente e mensurável. Uma diferença adicional entre o cloreto de zilatolónio patenteado e o azul de toluidina genérico foi recentemente descoberta num estudo do mecanismo de ação realizado na Universidade da Califórnia/Los Angeles (UCLA). Os investigadores desse estudo demonstraram que o cloreto de zilatolónio, carregado positivamente, fica seletivamente retido nas mitocôndrias das células displásicas[6] - Muitas das impurezas e outros corantes que se encontram geralmente no azul de toluidina genérico não coram seletivamente as células e podem mesmo interferir com este mecanismo necessário. Acredita-se que a investigação em curso pode apoiar o desenvolvimento de produtos adicionais de cloreto de tolónio para promover a deteção e o tratamento de uma variedade de cancros de células escamosas.

***Toby steeleet.al.* *(2011)*[7]** O objetivo deste estudo foi avaliar a eficácia do teste do azul de toludina (TB) como ferramenta de diagnóstico na deteção de lesões malignas e displásicas da cavidade oral. Este estudo foi realizado devido à falta de consenso entre os diferentes autores sobre a utilidade do TB, bem como para determinar os adjuvantes úteis na deteção de pré-cancro e cancro orais. O estudo incluiu 160 doentes com perturbações da mucosa oral que incluíam lesões suspeitas ou malignas detectadas no exame clínico visual, confirmadas por avaliação histopatológica. Foi efectuada uma avaliação do potencial efeito do consumo de tabaco e álcool[8] na diferenciação histológica da leucoplasia em 161 pacientes consecutivos. Em conclusão, o consumo de tabaco parece provocar uma desdiferenciação acentuada das células displasia, tornando-as mais agressivas. Este efeito é reforçado com o aumento da exposição ao fumo do tabaco.

Hernmann H, Nicholas JS, Boricious JK (1950)[8] verificaram que, entre pH 4 e pH 6, o ARN (ácido ribonucleico) do tecido muscular se ligava ao corante azul de toluidina.

Jordan DD (1952)[9] afirmou que o grupo fosfato dos ácidos nucleicos acima do pH 2 tinha uma carga negativa e, por conseguinte, combinava-se com o grupo catiónico dos corantes básicos.

Kurnick NB (1952)[10] efectuou a coloração dos ácidos nucleicos com azul de toluidina aquoso a 1% com ou sem contracoloração ou com azul de toluidina em etanol a 95% e recomendou ainda que este método fosse utilizado como teste de rastreio dos ácidos nucleicos.

Sherwin (1960)[11] sugeriu que a coloração in vivo de lesões suspeitas da cavidade oral e de áreas acessíveis da orofaringe com a aplicação de cloreto de tolónio poderia corar diferencialmente as células tumorais e a mucosa normal ou a leucoplasia.

UpadyayJ, RaoNN,(2011)[12] A coloração com azul de tolueno é utilizada como um marcador para diferenciar lesões com elevado risco de progressão, a fim de melhorar o diagnóstico precoce de lesões suspeitas na cavidade oral. Este estudo centrou-se em 45 lesões da mucosa oral em 32 pacientes (13 do sexo feminino e 19 do sexo masculino). Em 9 casos, foram efectuadas múltiplas biopsias. Das 45 lesões examinadas, 26 (57,0%) foram definidas clinicamente como benignas, enquanto 19 (42,3%) foram definidas como lesões suspeitas (pré-malignas ou malignas). De acordo com o exame clínico, a sensibilidade foi de 53% (16/30) e para a coloração com azul de toluidina de 96,2% (26/27) (p = 0,0007). A especificidade foi de 80% (12/15) para o exame clínico e de 77,7% (14/15) para a coloração com azul de toluidina (p = 0,79). Em conclusão, a coloração com azul de toluidina demonstrou ser um auxiliar fiável quando o exame clínico é incapaz de diferenciar lesões com elevado risco de progressão, melhorando assim o diagnóstico precoce de lesões suspeitas na cavidade oral e no cancro. Um estudo retrospetivo de controlo de casos de displasia oral e hábitos de risco[10] entre os pacientes de um hospital dentário, recolhendo os registos de 1975-1993 com displasia confirmada histologicamente. O estudo reafirmou o papel do médico dentista na identificação de indivíduos em risco de lesões da mucosa (doença), a importância da educação pública sobre os factores de risco e a necessidade de aconselhar os pacientes com lesões pré-cancerosas sobre como evitar mais riscos.

Rosen IB, Cornish M, Edelson J (1971)[13] rastreou o cancro oral com azul de toluidina em 45 casos. De 5 casos confirmados de carcinoma de lesões glóticas, 2 foram identificados pela coloração com azul de toluidina e documentaram um valor de 40% de sensibilidade, enquanto a especificidade foi de 48% (21/40), uma vez que a coloração ficou retida em 21 lesões benignas, dando assim resultados elevados de falsos positivos.

OnofreMA et.al.(2010)[14] O objetivo deste estudo foi avaliar a confiabilidade da coloração in vivo com azul de toluidina na deteção de displasia epitelial oral, carcinoma in situ e carcinomas espinocelulares invasivos em lesões epiteliais potencialmente malignas (LEMPs) e ulcerações orais superficiais sugestivas de malignidade.Foram selecionados 50 pacientes com LEMP e ulcerações orais superficiais sugestivas de malignidade, atendidos no Serviço de Medicina Oral da Faculdade de Odontologia de Araraquara. Todas as lesões foram submetidas à coloração com solução aquosa de azul de toludina a 1%, seguida de biópsia e análise histológica. Foram calculados a sensibilidade, a especificidade e os valores preditivos positivo e negativo. O diagnóstico histológico revelou que 14% das lesões analisadas eram carcinomas in situ e carcinomas espinocelulares invasivos, 12% eram displasias epiteliais, 13% eram queratoses, 40% eram líquen plano e 8% eram outras lesões benignas. A sensibilidade da coloração foi de 77%, a especificidade de 67% e os valores preditivos positivo e negativo de 43,5% e 88,9%, respetivamente.A coloração com azul de toluidina demonstrou ser altamente fiável na deteção de carcinoma in situ e carcinoma espinocelular invasivo, uma vez que não ocorreram resultados falso-negativos para as lesões. A coloração com azul de toluidina é um complemento do julgamento clínico e não um substituto do julgamento ou da biopsia[14] .

Vahidy NA, Zaidi SHM, Jafarey NA (1972)[15] efectuaram um estudo com 1190 doentes e, dos 535 casos de CEC, 481 foram corados com azul de toluidina, ao passo que 131 casos de lesões não malignas também retiveram a coloração, tendo referido que a sensibilidade e a especificidade do azul de toluidina eram de 86% e 80%. O autor **Mashberg**, ao comentar com base em 25 anos de prática clínica em oncologia, observou que, apesar de a cavidade oral e a orofaringe serem facilmente acessíveis à visualização, tal como a pele, o diagnóstico precoce não tem sido efectuado, o que resulta na ausência de um aumento das taxas de sobrevivência de 5 anos em comparação com os cancros de outros locais. O mesmo autor, ao discutir o tema "Diagnóstico do carcinoma oral e orofaríngeo precoce: obstáculos e sua melhoria", observou que a importância do azul de toluidina, uma coloração nuclear metacromática, poderia servir como um complemento de diagnóstico para um exame visual do cancro oral/orofaríngeo. Também pode ser utilizado como aplicação tópica numa lesão clinicamente detectada de significado questionável ou como um enxaguamento que abrange todos os locais de alto risco em doentes de alto risco, para detetar lesões primárias muito precoces ou recorrências após o tratamento. Os estudos seguintes foram realizados em relação à fiabilidade do vital stain.

Sigurdson A, Willen R (1972)16 coraram 54 lesões suspeitas da cavidade oral com azul de toluidina e registaram uma sensibilidade de 100%.

LidiyaMintoshMichael.J.MCullogh,Camile et al(2009)[17]

Um estudo realizado em 50 pacientes da Queensland Clinic Diagnose com lesões brancas clinicamente suspeitas concluiu que a utilização do Microlux melhorou a visibilidade e a visualização de lesões brancas intra-orais, mas não foi capaz de discriminar entre malignidade e potencial maligno, queratose de Beningn, líquen plano oral, displasia e carcinoma de células escamosas oral.

Susan seif Ibrahim, Safia al Attas, ZeinabElsayedDanoishHala Abbas Amar,Mona et al (2014)[18]

Um estudo efectuado mostrou uma concordância altamente significativa entre o exame oral convencional e o Microlux/DL com ou sem coloração com azul de toluidina na visualização e deteção de lesões suspeitas. No entanto, a utilização do microluxtransiluminador com azul de toluidina permite uma maior facilidade de visibilidade e distinção das lesões em comparação com o exame oral convencional.

Pizer ME , Dubois DD (1979)[19] utilizaram 2% de corante azul de toluidina e coraram os lábios de 263 pacientes em conjunto com ácido acético a 1%. Registaram uma captação positiva do corante em carcinoma, carcinoma in situ, displasia e queratose solar. Também foram observadas leituras falso-positivas, pois o corante ficou retido em áreas de hiperqueratose.

Shedd DP, Hukill P, Bahn S (1965)[20] documentaram as características da coloração em 50 pacientes com carcinomas orais suspeitos ou conhecidos. Verificaram uma sensibilidade de 93% e uma especificidade de 100%.

Shedd DP, Hukill P, Bahn S e Ferraro RH (1967)[21] referiram que, em 62 doentes, encontraram valores de 100% e 87% para a sensibilidade e especificidade, respetivamente. Não foram registados falsos negativos.

Mashberg A (1980)[22] no seu estudo tentou diminuir os relatórios falsos positivos com a utilização do corante azul de toluidina. Assim, insistiu num período de espera de 10 a 14 dias para que as lesões inflamatórias se resolvessem antes da aplicação do corante e, neste contexto, corou 235 lesões persistentes documentadas prospectivamente (105 carcinomas e 130 lesões não malignas), o que resultou numa taxa de falsos negativos de 6,7% e numa taxa de falsos positivos de 8,5%. Os valores relatados de sensibilidade e especificidade do azul de toluidina foram de 98% e 92%, respetivamente.

MashbergA(1981)[23] realizou um estudo para determinar a viabilidade da utilização de um enxaguatório bucal com Tolonium como procedimento de rotina após um exame clínico completo, para descobrir cancros não detectados e comparou o método de aplicação de Tolonium com uma sequência de enxaguamento. Foram avaliadas 105 lesões orais assintomáticas, que incluíam 51 carcinomas e 54 lesões não malignas que persistiam durante 10 a 14 dias, com modalidades de aplicação e enxaguamento seguidas de biópsia. A sensibilidade e a especificidade da aplicação de azul de toluidina foram de 98% e 91%, respetivamente, quando comparadas com o enxaguamento com toluonium, que apresentou 94% e 93%.

Barrellier P, Rame JP, Chasle J, Souquieres Y, Lecacheux B (1982)[24] no seu estudo sobre 111 pessoas com coloração de azul de toluidina como rastreio do cancro oral, relataram uma sensibilidade de 100% enquanto a especificidade foi de 96%.

Mashberg A (1983)[25] comparou a aplicação e o enxaguamento de cloreto de toluidina em 179 lesões visuais assintomáticas em 134 pacientes, que persistiram durante pelo menos 10 a 14 dias. A sensibilidade e a especificidade da aplicação de azul de toluidina foram inferidas como 97,5% e 91%, enquanto a do enxaguamento com azul de toluidina foi de 89% e 91%.

Menasse J, Reychler H (1984)[26] efectuaram um estudo em 66 pacientes com o objetivo de determinar a eficácia do azul de toluidina no diagnóstico de tumores da cavidade oral. Dos 15 casos de carcinoma de células escamosas (comprovados histologicamente), 13 casos mantiveram a coloração com azul de toluidina, enquanto 27 casos de lesões benignas também mantiveram a coloração, tendo sido registadas uma sensibilidade e uma especificidade de 87% e 46%, respetivamente.

Silverman S, Migliorati C, Barbora J (1984)[27] realizaram um estudo de rastreio do cancro oral e de lesões pré-cancerosas com azul de toluidina em 132 pacientes e relataram uma sensibilidade de 98% na deteção de displasias e carcinomas de células escamosas, enquanto a especificidade foi de 70% e a precisão global do diagnóstico com azul de toluidina foi de 91%.

Moyer GN, Taybos GM, Pelleu Jr. GB (1986)[28] utilizou o enxaguamento com azul de toluidina para identificar alterações neoplásicas precoces. O grupo de estudo consistiu em 75 pacientes que se apresentaram no departamento de diagnóstico oral de Maryland, solicitando cuidados dentários de rotina. Na visita inicial, foi preparado um enxaguamento com azul de toluidina a 1% de acordo com a técnica desenvolvida por **Mashberg A (1980)** e foram registados os locais corados. Uma nova reavaliação foi efectuada após 10 a 14 dias, para ser suficiente para a cicatrização das áreas inflamadas. Nesta visita, procedeu-se à aplicação direta do corante na área que se corou positivamente com o enxaguamento. 16 doentes mantiveram a coloração após o enxaguamento, enquanto 6 doentes mantiveram a coloração na segunda consulta, minimizando assim os resultados falsos positivos. 6 casos foram submetidos a biópsia onde a coloração foi retida e, histologicamente, foram comprovados sem evidência de displasia ou alteração maligna.

Onofre MA, Sposto MR, Navarro CM, Scully C (1995)[29] avaliou a eficácia da coloração com azul de toluidina em 44 lesões orais, suspeitas de malignidade. Após a coloração das lesões, foram retiradas amostras de biópsia posteriormente para o diagnóstico histopatológico. O seu estudo registou uma sensibilidade de 92%, enquanto a especificidade para provar a ausência de doença foi de 44%.

Warnakulasuriya KAAS, Johnson NW (1996)[30] avaliaram a eficácia de um único enxaguamento com azul de toluidina a 1% na identificação de neoplasias orais e de lesões orais potencialmente malignas num grupo de 102 doentes asiáticos com lesões e doenças da mucosa oral não diagnosticadas. Entre os 102 doentes incluídos, foram identificadas clinicamente 145 lesões da mucosa oral e, após enxaguamento com azul de toluidina a 1%, 87 lesões suspeitas com retenção de corante em 65 lesões foram submetidas a biópsia e o teste produziu uma sensibilidade de 100% nos carcinomas orais e de 79,5% nas displasias epiteliais orais (31/39). A especificidade da técnica foi baixa, ou seja, 62%.

Epstein JB, Oakley C, Millner A, Emerton S, Vander Meij E, Le N (1997) O estudo foi realizado em 46 pacientes previamente tratados para cancro oral e, no exame clínico, 81 lesões eram evidentes e todas as 81 lesões receberam aplicação de azul de toluidina e todas foram submetidas a biópsia, que foram posteriormente enviadas para avaliação histológica. O exame clínico não assistido identificou 78% dos carcinomas in situ ou lesões malignas invasivas, enquanto a aplicação de azul de toluidina identificou todos os carcinomas in situ (ou) lesões malignas invasivas sem resultados falsos negativos e os valores de sensibilidade e especificidade do azul de toluidina foram de 100% e 52%.

Materiais e métodos

MATERIAIS E MÉTODOS

TIPO DE SUJEITOS DO ESTUDO: Indivíduos que frequentam o Departamento de Medicina Oral e Radiologia, Lenora Institute of Dental Sciences, Rajanagaram, identificados com Leucoplasia.

Critérios de inclusão

1. Os indivíduos que apresentavam a mancha em alguma parte da mucosa oral e que tinham o hábito de fumar tabaco/cigarros foram identificados com leucoplasia.
2. Indivíduos com mucosa normal clinicamente aparente
3. Sujeitos conscientes, cooperantes e dispostos a seguir as instruções

Critérios de exclusão

1. Sujeitos que tinham o hábito de fumar tabaco e que não aceitaram a mancha (por razões éticas)
2. Indivíduos hipersensíveis ao azul de toluidina.
3. Mulheres grávidas e lactantes.
4. Indivíduos que possam desenvolver complicações após o procedimento.
5. Indivíduos com outras doenças sistémicas em que não se justifiquem outros procedimentos invasivos.

MATERIAIS:

Exame do doente:

1. Cadeira dentária convencional com iluminação
2. Um par de luvas esterilizadas, uma máscara bucal descartável
3. 2 espelhos de boca simples (n.º 5), sonda reta, pinças
4. Peça de gaze e algodão
5. Copo de vidro com água
6. Divisor e escala de medição

Materiais para coloração in vivo de Leucoplasia

7. Solução de azul de toluidina - 1% (LOBA CHEMIE-BOMBAY)
8. Iodo de Lugol (Nice chemicals, Cochin)
9. Copo de vidro com água
10. 1% Ácido acético
11. Espelho bucal (n.º 5)
12. Luvas esterilizadas
13. Rolos de algodão
14. Pellets de algodão
15. Pratos Dappen

Seringa descartável estéril de 16,2 ml com agulha descartável de calibre 26, 1½.

Material para transiluminação:

MicroluxT ransiluminação

Materiais para a biopsia incisional:

a. Espelho bucal (n.º 5)

b. Um par de luvas esterilizadas

c. Seringa descartável estéril de 5 ml com agulha descartável de calibre 26, 1½

d. Cloridrato de lidocaína a 2% com adrenalina 1:80.000

e. Um tabuleiro de biopsia esterilizado

f. Punho BP n.º 3 e lâmina cirúrgica n.º 15

g. Tesoura pequena e pontiaguda

h. Hemostato cirúrgico

i. Suporte de agulha

j. Pinça para segurar tecidos Allis

k. Sutura de seda preta 3-0

l. Agulha de sutura curva

m. Calibre e algodão

n. 10% Formalina neutra tamponada

FORMULAÇÃO DA SOLUÇÃO DE AZUL DE TOLUIDINA A 1%

Azul de toluidina.

Ácido acético10cc.

Álcool absoluto.

Água destilada e pH ajustado a 5.

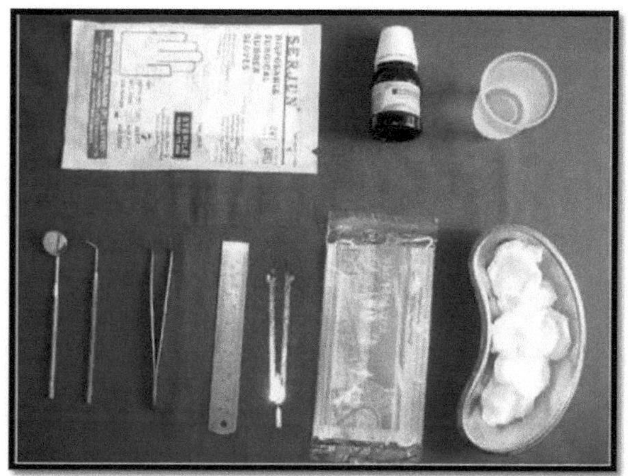

Fotografia 1 Instrumentos para visualização clínica

SOLUÇÃO DE AZUL DE TOLUIDINA

Foi considerado o azul de toluidina fornecido pela Acros Organics Belgium com o número CA S 92-31-9 em pó numa embalagem de 25g. A solução de azul de toluidina a 1% é preparada com 1 g de azul de toluidina em 100 g de água destilada. A solução foi armazenada à temperatura e pressão ambiente normais. Os frascos foram rotulados com os dados de segurança do material.

METODOLOGIA:

PROCEDIMENTO DE COLORAÇÃO: Depois de registar as características clínicas e as fotografias dos indivíduos do estudo, estes foram seleccionados com base nos critérios de inclusão e exclusão. Em primeiro lugar, os indivíduos que frequentam o Departamento de Medicina Oral e Radiologia com leucoplasia são submetidos à utilização de microlux e, quando as margens da lesão se tornam distintas do branco acetinado, o que é considerado positivo, a lesão é descolorada com ácido acético. Em seguida, a coloração com azul de toluidina é efectuada no mesmo doente, sendo a coloração azul escura considerada positiva. Os métodos acima referidos são examinados por dois observadores e confirmados histopatologicamente. Nas lesões suspeitas, aplicou-se ácido acético a 1% com um cotonete durante 2 segundos e depois enxaguou-se com água. Aplicou-se azul de toluidina a 1% com um cotonete durante 10-20 segundos e descolorou-se com ácido acético a 2% com um cotonete durante 2030 segundos.

INTERPRETAÇÃO DA COLORAÇÃO COM AZUL DE TOLUIDINA

A coloração azul escura é considerada positiva para lesões suspeitas de malignidade, enquanto as lesões sem qualquer retenção da coloração são consideradas negativas. A observação foi registada da seguinte forma

Verdadeiro positivo: Área que absorveu a coloração clinicamente e que apresenta alterações displásicas microscopicamente

Falso positivo: - Área que absorveu a coloração clinicamente e que não apresenta alterações displásicas microscopicamente.

Verdadeiro negativo:- Área que não absorve a coloração clinicamente e que não apresenta alterações displásicas microscopicamente.

Falsos negativos: - Área que não absorve a coloração clinicamente e que apresenta alterações displásicas microscopicamente.

INTERPRETAÇÃO DO MICROLUX: Para o Microlux, o paciente lava a cavidade oral com uma solução de ácido acético a 1% durante 60 segundos, o que remove os resíduos da superfície e desidrata as células epiteliais, o que faz com que estas apareçam proeminentes. A cavidade oral é examinada com luz branca azulada gerada por uma sonda de fibra ótica a pilhas. A lesão normal aparece com um tom azulado claro, ao passo que as margens das lesões anormais ficam com um tom acetobranco distinto.

Observação e resultados

O presente estudo ajuda a identificar a precisão diagnóstica do azul de toluidina e do transiluminador de luz direta (microlux) na deteção de leucoplasia

O presente estudo incluiu cinquenta indivíduos com diagnóstico clínico de leucoplasia. Os dados obtidos no estudo foram registados em fichas de registo que incluíam o estadiamento clínico e a classificação histopatológica. Os dados das fichas-mestras foram posteriormente analisados estatisticamente.

Distribuição da leucoplasia em função da idade e do sexo

Os 50 doentes com diagnóstico clínico de leucoplasia incluíam 49 homens e 1 mulher com idades compreendidas entre os 30 e os 80 anos, com uma média de 56,7 anos e um desvio padrão de +/-9,8.

Todos os 50 pacientes (100%) estavam associados ao uso de tabaco. Todos os doentes (100%) tinham o hábito de fumar ou de fumar chutta invertida. Dos 50 doentes, 33 (66%) tinham o hábito de fumar chutta invertida e 17 (34%) tinham o hábito de fumar chutta.

Todos os 50 doentes tinham o hábito de fumar chutta entre 5 a 10 vezes por dia, sendo que 25 (50%) deles fumavam 8 a 9 vezes por dia, 20 (35%) fumavam 5 a 6 vezes por dia e 5 (15%) fumavam 2 a 3 vezes por dia.

Todos os doentes tinham o hábito de fumar tabaco, variando de 10 a 25 anos, com uma média de 15,6 anos.

A prevalência da lesão de acordo com a localização foi de 56% para a mucosa bucal esquerda. 28 doentes tinham a lesão na mucosa bucal esquerda e 44%, 22 dos quais tinham a lesão na mucosa bucal direita.

Precisão do diagnóstico com azul de toluidina e Microlux

Dos 50 doentes com leucoplasia diagnosticada clinicamente, 50 (100%) apresentaram coloração com azul de toluidina. O padrão de coloração observado foi de azul claro uniforme com limites difusos, enquanto a leucoplasia salpicada mostrou alguns pontos minúsculos e intensos de padrão azul escuro com fundo azul claro uniforme e limites difusos.

Das 50 lesões de leucoplasia positivas para azul de toluidina, 20 (40%) apresentavam displasia epitelial ligeira, 19 (38%) displasia epitelial moderada e 11 (22%) alterações displásicas epiteliais moderadas a graves nos relatórios histopatológicos. A sensibilidade do azul de toluidina na determinação das alterações displásicas foi de 100% e a especificidade foi de 40%. O valor preditivo positivo e o valor preditivo negativo foram de 100% e 0%, respetivamente. A exatidão diagnóstica da coloração com azul de toluidina na distinção de lesões pré-malignas precoces foi de 90%. Todos os 50 doentes apresentavam uma coloração azulada clara, com os bordos da lesão a apresentarem um aspeto acetobranco distinto quando a lesão é examinada com um micro-luxo-transiluminador.20(40%) apresentavam uma displasia epitelial ligeira, 19(38%) uma displasia epitelial moderada e 11(22%) alterações displásicas epiteliais moderadas a graves nos relatórios histopatológicos.

PRECISÃO DO DIAGNÓSTICO DO AZUL DE TOLUIDINA NA DETECÇÃO DE LEUCOPLASIA ORAL

TOLUIDINE BLUE DYE RETENTION	HISTOLOGICAL DIAGNOSIS		TOTAL
	Dysplasia (+)	Non-dysplasia	
+	50	0	50
-	-	-	-
Total	**50**	**0**	**0**

Sensitivity	:	50/50 =100%
Specificity	:	0/0 =0%
Positive predictive value	:	50/50 = 100%
Negative predictive value	:	0/0 =0%
Diagnostic accuracy	:	99.9%

PRECISÃO DIAGNÓSTICA DO TRANSILUMINADOR DE MICROLUX NA

DETECÇÃO DE LEUCOPLASIA

MICROLUX TRANSILLUMINATOR	HISTOLOGICAL DIAGNOSIS		TOTAL
	Dysplasia (+)	**Non-dysplasia**	
Bluish white light (+)	50	0	50
-	-	0	-
Total	**50**	**0**	**50**

Sensitivity	50/50 = 100%
Specificity	0/0 = 0%
Positive predictive value	50/50 = 100%
Negative predictive value.	0
Diagnostic accuracy	93%

:

Graph showing distribution of study subjects according to sex

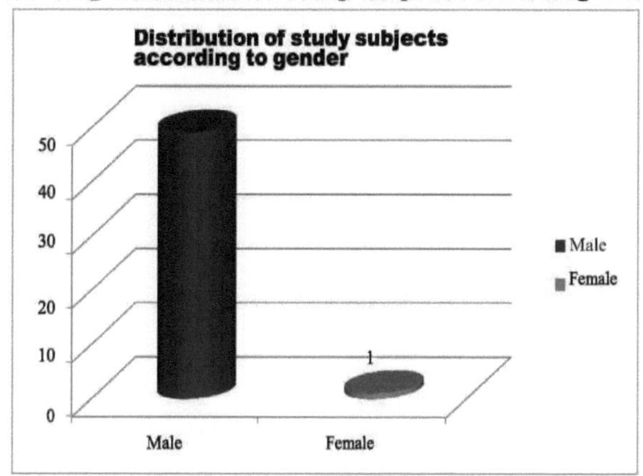

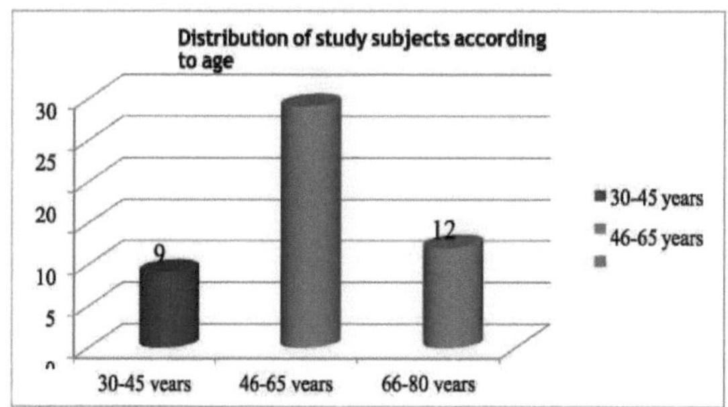

Graph showing distribution of study subjects according to age

Graph showing prevalence of lesion according to site

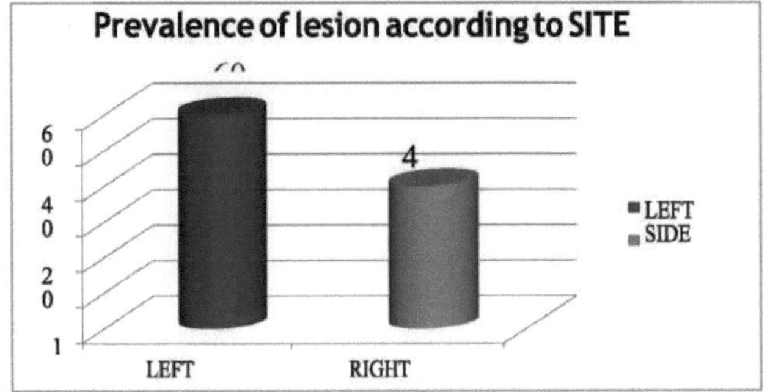

Graph showing Diagnostic Accuracy of Toluidine Blue

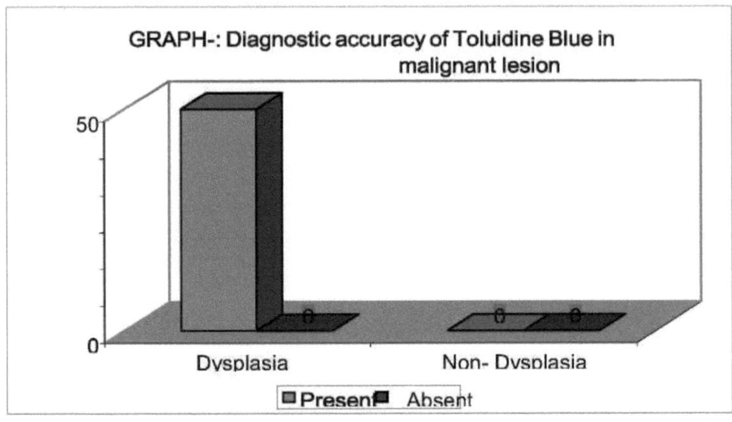

Graph showing Diagnostic Accuracy of Microlux

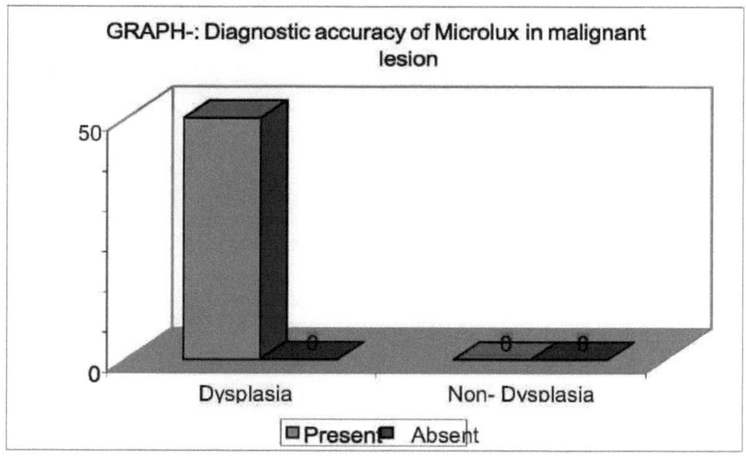

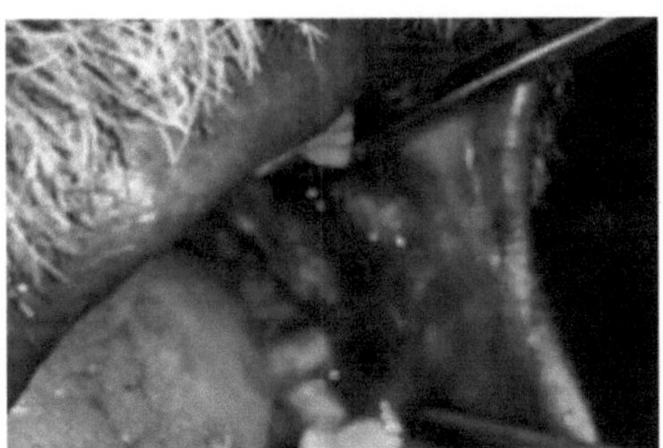

Fotografia 1: LEUKOPLAKIA HOMOGÉNEA NA MUCOSA BUCAL ESQUERDA

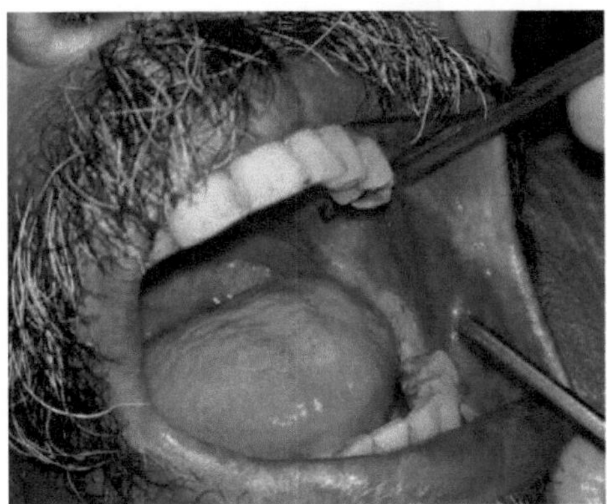

Fotografia 2: LEUCOPLAQUIA HOMOGÉNEA NA ZONA COMISSÁRIA ESQUERDA

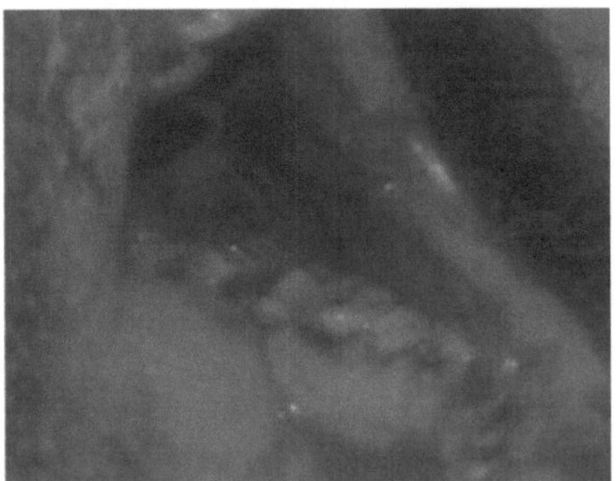

Fotografia 3: LEUCOPLÁQUIA HOMOGÉNEA NA MUCOSA BUCAL ESQUERDA DEPOIS DE TOLUIDINA

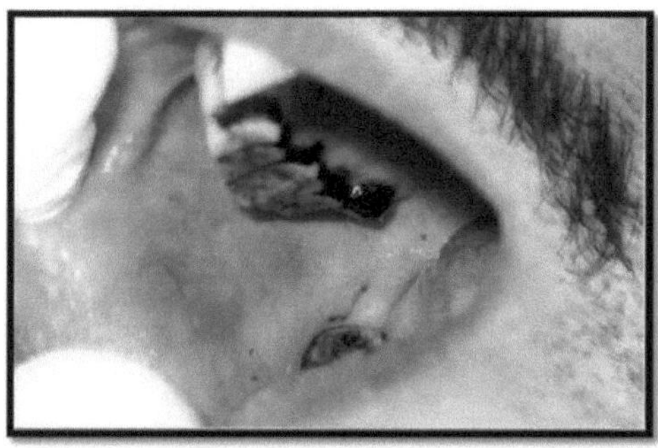

Fotografia 4: Retenção de azul de toluidina em leucoplasia homogénea.

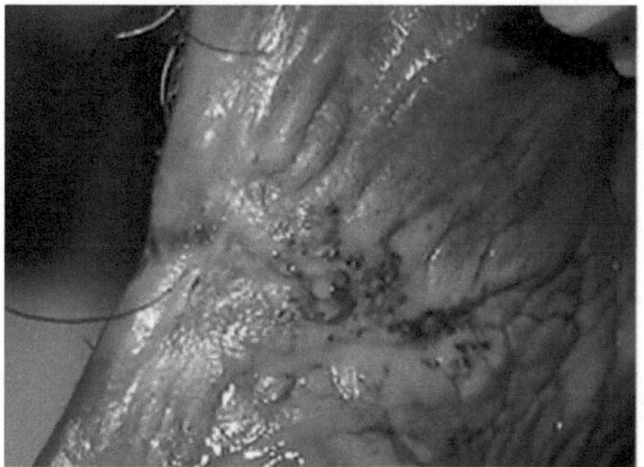

Fotografia 5: Retenção de azul de toluidina em leucoplasia salpicada.

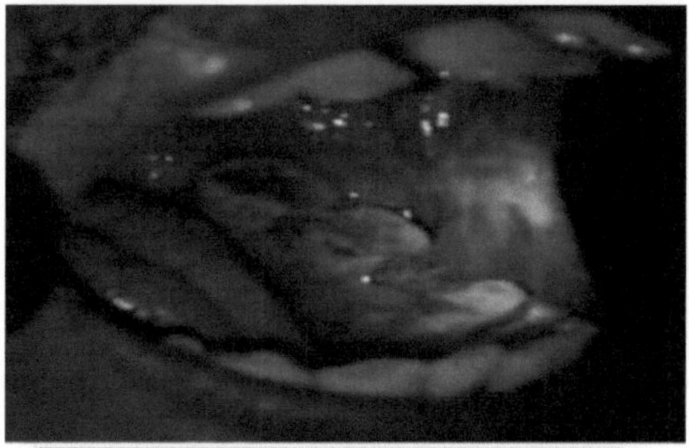

Fotografia 6: Transiluminador Microlux utilizado em leucoplasia.

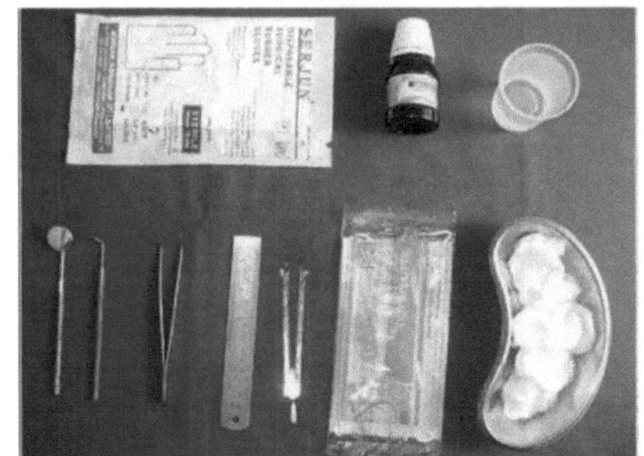
Fotografia 7 instrumentos de observação clínica

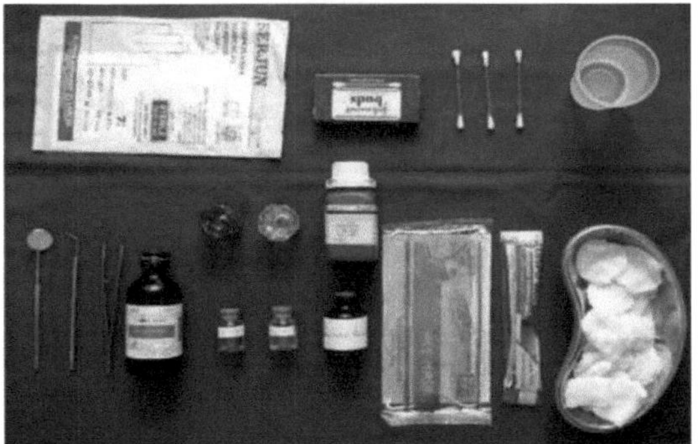
Fotografia 8: Instrumentos para coloração in vivo

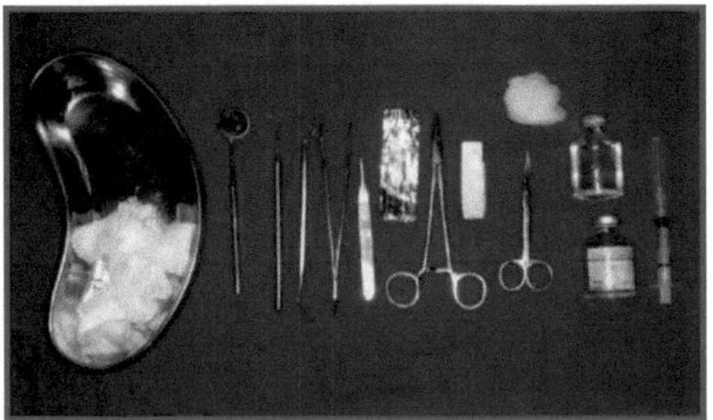
Fotografia 9: Instrumentos para a obtenção da biopsia

Discussão

Os recentes avanços na investigação do cancro oral conduziram ao desenvolvimento de ferramentas de diagnóstico potencialmente úteis a nível clínico e molecular para a deteção precoce do cancro oral. O padrão de ouro para o diagnóstico do cancro oral continua a ser a biópsia de tecido com avaliação histológica, mas esta técnica necessita de um profissional de saúde treinado e é considerada invasiva, dolorosa, cara e demorada. As recentes ferramentas de diagnóstico clínico para a deteção precoce do cancro oral incluem o cloreto de tolónio ou o corante azul de toluidina, kits de biópsia por escovagem Oral CDx, diagnósticos salivares e, por último, sistemas de imagiologia ótica. Dependendo do tipo de luz e das abordagens de imagiologia utilizadas, a imagiologia ótica dos tecidos orais pode detetar alterações mínimas nos tecidos, tais como alterações na arquitetura e na composição dos tecidos; expressão de biomarcadores específicos, vascularização/angiogénese e perfusão; microanatomia e integridade dos limites dos tecidos (por exemplo, potencial invasividade das lesões)[31]

. Os dentistas desempenham um papel importante no diagnóstico precoce das PMD e das lesões malignas da região oral, na identificação do grupo de doentes de alto risco e na sensibilização do público para a importância do rastreio da cavidade oral. Cada dentista deve fazer um exame oral convencional (inspeção visual e palpação), incluindo a mucosa oral, a língua e os lábios para o rastreio do cancro oral, sob luz suficiente. Embora a inspeção visual seja uma técnica padrão utilizada para o rastreio do cancro oral há muitos anos, o seu valor na deteção precoce de PMDs e lesões malignas continua a ser uma questão de debate. Na última década, surgiram várias técnicas adjuvantes para melhorar a inspeção da mucosa oral, para determinar lesões benignas, DPM e lesões malignas da região oral e para facilitar a diferenciação dessas lesões.

O objetivo desta revisão é examinar as indicações, a eficácia, as vantagens e as desvantagens dos testes de diagnóstico e das técnicas disponíveis, que ajudam a detetar as DPM orais e as lesões malignas. O Azul de Toluidina (TB) é utilizado há muitos anos na deteção de anomalias da mucosa da cavidade oral e do colo do útero. O TB é um corante metacromático catiónico, que cora os ácidos desoxirribonucleicos in vivo e/ou os ácidos nucleicos retidos nos espaços intracelulares do epitélio displásico e que aparecem clinicamente como áreas azuis reais. O princípio de funcionamento da TB baseia-se no envolvimento de um maior número de ácidos nucleicos das células displásicas e numa certa perda de coesão do epitélio displásico. Estas características tornam a TB mais fácil de penetrar no epitélio e a retenção do corante ocorre nas células cancerosas, ao contrário das células saudáveis[32] .

No nosso estudo, a sensibilidade do azul de toluidina na deteção de leucoplasias orais foi de 100% e os resultados estavam de acordo com os achados de Mashberg[33] , que concluiu que a sensibilidade era de 98%, e também de Hegde et al[3] 4 , que concluiu que era de 97,2%.

No nosso estudo, a especificidade global da TB foi de 100% e os nossos resultados estavam de acordo com os de Neibel, Chomet[35] e Hegde et al. Todos os casos positivos com a coloração foram também positivos nas lâminas histopatológicas.

No entanto, os nossos resultados diferiram dos resultados de

Waruakularuriya[35] (62 %), Mashberg (92 %), Epstein (63,2 %)[36] e Nagaraju et al[37] . Esta diferença pode ser atribuída a diferenças interindividuais aplicadas aos critérios de seleção dos doentes para o estudo.[38]

O Microlux/DL™ (AdDent Inc., Danbury, CT, Estados Unidos) é um dispositivo baseado em quimioluminescência que ficou disponível comercialmente após a aprovação da FDA em 2005. Este dispositivo tem uma fonte de luz LED azul-branca difusa e um guia de luz de fibra ótica. Utiliza os mesmos princípios do ViziLite®: após 1 minuto de enxaguamento com ácido acético a 1%, o exame oral é efectuado com luz de comprimento de onda de 460-555 nm. As células epiteliais alteradas provocam o aparecimento de lesões "aceto-brancas" e a fonte de luz LED torna a lesão mais facilmente reconhecível. Além disso, a utilização de TB pode ser utilizada em conjunto com Microlux/DL™ , para melhorar a visualização das áreas displásicas.[39] . Em 2009, foi efectuado um estudo em 50 pacientes com lesões brancas orais para avaliar a eficácia do Microlux/DL™ . Os resultados mostraram que este dispositivo pode melhorar a visualização da mucosa oral, mas não foi observada qualquer melhoria clínica, devido à fraca capacidade de distinguir entre lesões benignas e malignas.[40] Outro ensaio que avaliou a eficácia do Microlux/DL™ foi realizado em 2014. 599 pacientes foram examinados com exame oral convencional e Microlux/DL™ com e sem TB, mostrando alta sensibilidade, mas baixa especificidade, indicando que este dispositivo não é eficaz para distinguir entre lesões benignas e malignas, embora pareça ser um teste de rastreio promissor para lesões orais.[41]

No nosso estudo, a especificidade global e a especificidade do Microlux/DL™ foram de 100% em indivíduos de ambos os sexos, independentemente da idade e da localização da lesão.

O Microlux/DL melhora a deteção da lesão e descobre novas lesões em comparação com a EOC, embora não altere o diagnóstico clínico provisório nem altere o local da biopsia. Os nossos resultados estão de acordo com outros estudos (Ram e Siar, 2005; Farah e McCullough, 2007) que avaliaram a eficácia clínica do Microlux/DL, em que a sensibilidade foi de 100%, a especificidade de 0% e 14,2%, respetivamente. Além disso, verificou-se que a utilização do Microlux/DL não mostrou qualquer diferença no tamanho da lesão, na facilidade de visibilidade e na distinção dos bordos como COE e não alterou o diagnóstico provisório nem o local da biopsia (Farah e McCullough, 2007). No entanto, os nossos resultados são diferentes dos do estudo realizado por McIntosh et al. (2009), em que a sensibilidade e a especificidade do Microlux/DL foram de 77,8% e 70,7%, respetivamente, mas o VPP foi de 36,84%. (2009), os dois especialistas em diagnóstico oral efectuaram todos os exames em vez de dentistas generalistas, enquanto no nosso estudo os exames foram efectuados por duas equipas, uma de especialistas em medicina oral e a outra de generalistas, e os doentes foram examinados aleatoriamente por qualquer uma das equipas. Além disso, foi aplicado um protocolo de exame independente e cego dentro da mesma equipa, sendo o examinador A responsável por cada COE e o examinador B responsável por cada exame Microlux/DL, numa tentativa de eliminar preconceitos. Embora a sensibilidade e a especificidade não tenham sido significativamente diferentes na comparação entre especialistas em medicina oral e dentistas generalistas. Por outro lado, neste estudo, a adição do corante azul de toluidina não melhorou a eficácia do sistema Microlux/DL, os resultados do presente estudo mostraram que a sensibilidade e a especificidade e o PVP do Microlux/DL+ TB para a visualização de lesões pré-malignas suspeitas, considerando o COE como padrão-ouro (ou seja, dispositivo de rastreio), foram de 88,7%, 99,3% e 92,2%, respetivamente, enquanto que foram de 100%, 35,3% e 18,5%. Quando estas variáveis foram medidas considerando a biopsia como padrão de ouro. Além disso, não melhorou a deteção da lesão ou a descoberta de novas lesões, nem alterou o diagnóstico clínico provisório em comparação com a EOC, mas alterou de forma mais significativa o local escolhido para a biopsia. Considerando as limitações inerentes ao azul de toluidina como teste de diagnóstico, nossos resultados estão de acordo com outros estudos (Epstein et al., 1997; Nagaraju et al., 2010; Chaudhari et al., 2013). No entanto, os resultados foram diferentes dos de outros estudos (Myers, 1970; Mashberg e Feldman, 1988), que observaram uma especificidade muito superior a 100% e 95%, respetivamente. Essa diferença entre a especificidade pode ser atribuída ao local do estudo, uma vez que todos esses estudos foram realizados em instituições especializadas por clínicos experientes. Gray et al. (2000) concluíram que, num contexto de cuidados primários, o azul de toluidina é ineficaz como teste de rastreio devido à sua baixa especificidade na coloração da displasia, no entanto, em doentes com risco de uma segunda lesão primária, pode ser um adjuvante na avaliação de lesões orais. Em conclusão, o microlux/DL parece ser um dispositivo de rastreio promissor, embora o exame oral convencional seja a ferramenta de rastreio padrão de ouro[42] . Além disso, não é eficaz como ferramenta de diagnóstico, uma vez que o padrão de ouro para a deteção de lesões potencialmente malignas e malignas continua a ser o exame histopatológico de amostras de biopsia. Reconhecemos algumas limitações do nosso estudo, uma vez que não foram incluídos casos limítrofes, o que pode ter um impacto na prevalência global de lesões pré-malignas e, consequentemente, na validade do teste de rastreio. Além disso, o estudo foi efectuado num grupo de alto risco em que o consumo de tabaco era elevado. Por último, são necessários estudos de controlo aleatórios para generalizar os resultados.

Resumo e conclusão

Um total de 50 indivíduos (49 homens e uma mulher) com diagnóstico clínico de leucoplasia foram considerados para o estudo. A idade média foi de 56,3 anos, com um desvio padrão de +/- 9,8 anos. Todos os indivíduos tinham hábitos tabágicos durante 10-25 anos, com uma média de 15,6 anos. 56% tinham a lesão no lado esquerdo e 44% no lado direito. A coloração com azul de toluidina foi retida em 100% das lesões com distribuição uniforme. A sensibilidade e a especificidade foram de 100% e 40%, respetivamente. Os valores preditivos positivo e negativo foram de 100% e 0%, respetivamente. Com a aplicação do MICROLUX, 100% dos indivíduos mostraram a lesão como sendo acetobranca com margens distintas. As lesões foram biopsiadas e 44%, 38% e 22% delas foram consideradas histopatologicamente como displasia ligeira, moderada e grave, respetivamente. Utilizando o azul de toluidina e o microlux, a exatidão do diagnóstico de lesões pré-malignas foi de 90%.

Os conhecimentos e a formação dos dentistas na deteção do cancro oral na sua fase pré-cancerosa são a chave para evitar a sua progressão para fases posteriores. A fim de melhorar a deteção precoce, é imperativo aumentar o conhecimento aprofundado dos prestadores de cuidados de saúde sobre o cancro oral, os seus factores de risco e as condições pré-cancerosas orais mais comuns. A investigação futura pode também ser direccionada para o estabelecimento de normas de prática clínica adequadas para os exames de deteção precoce. Também se pode concluir que os estudos disponíveis mostraram resultados promissores, mas ainda faltam provas sólidas para apoiar os resultados das tecnologias que permitem o diagnóstico de DPMs mais cedo do que a inspeção oral convencional. Por conseguinte, são necessários ensaios clínicos bem concebidos para avaliar as numerosas ferramentas de diagnóstico adjuvantes emergentes e os seus benefícios. Além disso, com a crescente sensibilização do público para a deteção precoce do cancro oral, a morbilidade e a mortalidade desta doença difícil podem ser reduzidas através do desenvolvimento de ferramentas de diagnóstico adjuvantes fiáveis para determinar as lesões que não podem ser detectadas pelo exame oral convencional. A quimiluminescência e o azul de toluidina são métodos não invasivos úteis para a deteção precoce do cancro oral, mas ambos não podem ser comparados com a histopatologia. O seu valor adjuvante é de grande importância e deve ser sempre utilizado como investigação em consultório e para o rastreio em massa do cancro oral. A quimioluminescência é melhor do que o azul de toluidina, mas os fabricantes têm de reduzir o custo do produto para que este possa ser utilizado no rastreio em massa. Recomendamos a realização de estudos futuros com amostras de maior dimensão em todos os tipos de população pré-cancerosa, com dois ou mais clínicos especializados, para avaliar todo o potencial da quimioluminescência e do azul de toluidina para o rastreio de indivíduos de grupos de alto risco.

Referências

1. Rosenberg D, Cretin S. Utilização de meta-análise para avaliar o cloreto de tolónio no rastreio do cancro oral. Oral Surg Oral Med Oral Pathol. 1989; 67: 621-627.

2. Martin IC, Kerawala CJ, Reed M. A aplicação do azul de toluidina como adjuvante de diagnóstico na deteção de displasia epitelial. Oral Surg Oral Med Oral Pathol. 1998; 85: 444-446.
3. Kurita H, Kurashina K. Coloração vital com solução de iodo na delineação do limite de lesões displásicas orais. Oral Surg Oral Med Oral Pathol. 1996; 81: 275- 280.

4. Centro colaborador da Organização Mundial de Saúde para as lesões pré-cancerosas orais. Definição de Leucoplasia e lesões relacionadas: uma ajuda para estudos sobre pré-cancro oral. Oral surgery 1978; 46: 518-539.
5. Bhattacharyya I, Cohen DM, Silverman Jr S. Red and white lesions of the oral mucosa. Greenberg MS, Glick M. Burket's Oral Medicine Diagnosis & Treatment, 10th ed. Hamilton, BC Decker Inc 2003.
6. Yokoo K, Noma H, Inoue T, Hashimoto S, Shimono M. Proliferação celular e expressão do gene supressor de tumores na área não corada com iodo que rodeia o carcinoma espinocelular oral. Int J Oral Maxillofacial Surg. 2004; 33: 75-83.
7. Toby o.steele,Arlen Meyers,et al.Deteção precoce de lesões pré-malignas e cancro oral(2011) Vol:44,Issue1,Pages221-229
8. Pearse EAG. Nucleic acids and Nucleoproteins. Histochemistry-Theoretical and Applied. 4th ed. Churchill Livingstone, Longman Group Limited; 1985.
9. Wikipedia, a enciclopédia livre. Coloração (biologia). Disponível em: URL: http://en.wikipedia.org/wiki/Staining_(biologia).htm.Acedido: 15 de dezembro de 2005
10. A enciclopédia mundial do livro. Vol-13. World Book, Inc. Londres. p-443

11. Sherwin, Donald Bisset, Roy A.J.Spence. Oxford Handbook of Oncology. 1st edition. Imprensa da Universidade de Nova Deli; 2002
12. *Upadyay J, Rao NN,(2011)O estudo da utilização do azul de toludiene como ferramenta adjuvante do exame clínico no diagnóstico precoce de lesões orais pré-malignas e malignas clinicamente suspeitas:Um estudo de cinquenta casos.Vol5,no6(2011)*
13. Rosen 1 B,Cornis M Edelson J(1971), Monaghan JM, Quek SC, Derry ARS.

Pré-cancro do trato genital inferior - Colposcopia, patologia e tratamento.2nd ed. EUA, Blackwell Science Ltd; 1971

14. Onofre MA et al, Noma H, Inoue T, Hashimoto S, Shimono M. Proliferação celular e expressão de genes supressores de tumores na área não corada com iodo em redor do carcinoma espinocelular oral. Int J Oral Maxillofacial Surg. 2010; 33: 75-83.

15. Vahidy NA,Zaidi SMM_1 Jafarey(NA)Koss GL, Melamed MR. Citologia de diagnóstico e bases histopatológicas. 5th ed. Filadélfia, Williams and Wilkins, Wolters Kluwer Company; 1972.

16. SigurdsonA, WillenR ,Koss GL. Diagnostic cytology and its histopathologic bases. 5th ed. Filadélfia, Williams and Wilkins, Wolters Kluwer Company; 1972

17. Lidiya MintoshMichael,J.M Cullogh Camile.Et .al. Differential lectin-bindings in normal and precancerous epithelium and squamous cell carcinoma of the oral mucosa J Oral Pathol Med. 2009; 18: 438-445

18. Susan Seif Ibrahim,Safia al Attas Zeinab Elsayed Danoish,Hala Abbbas Amar Mona Et al, Spinelli JJ. Aplicação do azul de toluidina e do iodo de Lugol na avaliação da doença maligna oral e de lesões em risco de malignidade. J Oral Pathol Med. 1992; 21: 160-163.

19. PiezerM.E,Duboig DD . Métodos avançados na avaliação de lesões pré-malignas e carcinomas da mucosa oral. J Oral Pathol Med. 1979; 14: 751778.

20. SheddDP,Hukill P,Bahn .S. Métodos avançados na avaliação de lesões pré-malignas e carcinomas da mucosa oral. J Oral Pathol Med. 1965; 14: 751778.

21. SheddDP,Hukill P,Bahn S,Ferra Rao RH. Métodos avançados na avaliação de lesões pré-malignas e carcinomas da mucosa oral. J Oral Pathol Med. 1967; 14: 778-792.

22. Mashberg A. Reavaliação da aplicação do azul de toluidina como adjuvante de diagnóstico na deteção de carcinoma escamoso oral assintomático. Cancer. 1980; 46: 758- 763.

23. Mashberg A. Tolonium (azul de toluidina) rinse a screening method for recognition of squamous carcinoma- a continuing study of oral cancer IV. JAMA. 1981;245:2408-2410.

24. Barrellier P,Rame,J.P,Chasle,J,SonquiereY,Recacheux B(1982), .

Desenvolvimento de cancro oral em pacientes com líquen plano oral. J Oral Pathol Med. 1982; 22: 421-424.

25. Mashberg A. Final evaluation of tolonium chloride rinse for screening of high-risk patients with asymptomatic squamous carcinoma. JADA. 1983; 106: 319-323.

26. Menase J,Reyehler H(1984). Um estudo clinicopatológico de 3256 leucoplasias orais. 1984; 36(4): 1386-1392.

27. Silverman S Jr, Gorsky M, Lozada F. Leucoplasia oral e transformação maligna. Um estudo de acompanhamento de 257 pacientes. Cancer. 1984; 53: 563-568.

28. Moyer GN, Taybos GM, Pelleu GBJr. Bochecho com azul de toluidina: potencial para lesões benignas na deteção de neoplasias orais. J Oral Med. 1986; 41(2): 111-113.

29. Onofre MA, Sposto MR, Navarro CM, Scully C.Avaliação da coloração azul de toluidina em lesões orais com suspeita de malignidade. J Dent Res. 1995;

30. Warnakulasuriya KAAS, Johnson NW. Sensibilidade e especificidade do enxaguamento bucal com azul de toluidina OraScan na deteção de cancro oral e pré-cancro. J Oral Pathol Med. 1995- 25: 97-103.

31. Messadi D. V. Meios auxiliares de diagnóstico para a deteção de condições pré-cancerosas orais. *Revista internacional de ciência oral,* 2013;*5*(2), 59-65.

32. Hasanoglu Erba⅞ar. Avaliação de Ferramentas de Diagnóstico Adjuntas para a Deteção de Distúrbios Orais Potencialmente Malignos e Lesões Malignas. J J Dent Res. 2016, 3(1): 032.

33. Mashberg A. Reavaliação da aplicação do azul de toluidina como adjuvante de diagnóstico na deteção de carcinoma escamoso oral assintomático. Cancer. 1980;46:758-763.

34. Hegde MC, Kamath PM, Shridharan S, Dannama NK, Raju RM. Supravital staining: its role in detecting early malignancies. Indian J Otorhinolaryngol Head Neck Surg. 2006;58(1):31-34.

35. Niebel HH, Chomet B (1964) Teste de coloração in vivo para delinear a alteração neoplásica intra-epitelial oral: relatório preliminar. J Am Dent Assoc 68:801806.

36. Warnakulasuriya KAAS, Johnson NW. Sensibilidade e especificidade do

enxaguatório bucal com azul de toluidina orascan na deteção de cancro oral e pré-cancro. J Oral Pathol Med. 1996;25:97-103.

37. Epstein JB, Scully C, Spinelli JJ. Aplicação de azul de toluidina e iodo de Lugol na avaliação de doenças malignas orais e lesões em risco de malignidade. J Oral Pathol Med. 1992;21:160-163.

38. Nagaraju K, Prasad S, Ashok L. Eficiência diagnóstica do azul de toluidina com iodo de Lugol em lesões orais pré-malignas e malignas. Indian J Dent Res. 2010;21(2):218-223.

39. Singh, D., & Shukla, R. K. (2015). Utilidade do teste de azul de toluidina no acesso e deteção de malignidades intra-orais. Jornal indiano de otorrinolaringologia e cirurgia de cabeça e pescoço: publicação oficial da Associação de Otorrinolaringologistas da Índia, 67(Suppl 1), 47-50.

40. Ibrahim S. S., Al-Attas S. A., Darwish Z. E., Amer H. A., Hassan M. H. (2014). Eficácia do dispositivo de quimioluminescência MicroluxZDLTM no rastreio de lesões orais potencialmente malignas e malignas. *Asian Pac. J. Cancer Prev.* 15 6081-6086.

41. McIntosh L., Mccullough M. J., Farah C. S. (2009). A avaliação da iluminação por luz difusa e do enxaguamento com ácido acético (MicroluxZDL) na visualização de lesões da mucosa oral. *Oral Oncol.* 45 e227-e231

42. Mascitti, M., Orsini, G., Tosco, V., Monterubbianesi, R., Balercia, A., Putignano, Santarelli, A. Uma visão geral dos actuais dispositivos de diagnóstico não invasivos em oncologia oral. *Fronteiras em fisiologia,* 2018;*9:* 1510 & Ibrahim, Suzan & Al-attas, Safia & Darwish, Zeinab & Amer, Hala & Hassan, Mona Hassan. (2014). Eficácia do dispositivo de quimiluminescência MicroluxZDLTM no rastreio de lesões orais potencialmente malignas e malignas. Revista de prevenção do cancro do Pacífico Asiático: APJCP. 15.

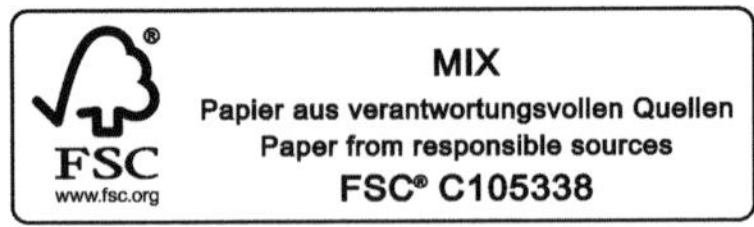

Printed by Books on Demand GmbH, Norderstedt / Germany